Publicado por Adam Gilbin

@ Efraín Garza

Dieta Cetogénica: 160+ Recetas Cetogénicas Para Dietas Para Principiantes Para Bajar De Peso

Todos los derechos reservados

ISBN 978-1-7782903-9-8

TABLE OF CONTENTS

Ensalada De Brócoli Y Tocino Con Cebolla Y Crema De Coco 1

Beef Teriyaki Con Sésamo Y Col 3

Crema De Calabaza 6

Ensalada De Pollo 8

Pastel De Queso Con Chocolate Crudo Bajo En Carbohidratos 10

Bolas De Proteína De Mantequilla De Cacahuate 13

Pimientos Rellenos Para El Desayuno 18

Gachas De Frutos Secos 20

Soufflé De Perejil 21

Pastel De Carne De Res 22

Cerdo Y Verduras 24

Bacalao Con Verduritas 26

Tacos Veganos 29

Sopa Tailandesa Vegana 32

Fideos De Calabacín Con Salsa De Aguacate 34

Ensalada César De Camarones Y Ajo 36

Chuletas De Cerdo De Manzana Dijon Con Brócoli Asado 39

Carpaccio Con Mozzarella 41

Pechuga De Pavo Al Grill 43

Magdalenas De Chocolate! 45

El Mágico Y Maravilloso Pan Nube 47

Pan Keto Sin Huevos 49

Lasaña Keto 51

Bok Choy Samba 53

Huevos Con Berros 55

Pollo Y Sabroso Arroz De Coliflor 56

Pollo Al Curry 58

Ensalada Cremosa De Pepino 61

Tamales De Champiñones 63

Arroz Frito De Coliflor Vegana 66

Ensalada De Repollo Saboyado Con Setas De Ostra Rey 68

Mini Frittata De Espárragos Y Tocino Keto 71

- Sopa De Fideos Con Pollo Paleo 73
- Pinchos De Ternera Con Menta 75
- Albóndigas De Ternera 78
- Receta Fácil De Sopa De Tomate 80
- Camarones Alfredo 82
- Gachas De Plátano 84
- Espaguetis De Camarones Y Calabacín 85
- Sopa De Pescado Y Zanahoria 87
- Avena Con Puré 89
- Picadillo Vegetariano 91
- Keto Bombas De Grasa 93
- Batido De Proteína De Keto De Chocolate 95
- Queso A La Parrilla De Calabacín 97
- Beef Teriyaki Con Sésamo Y Col Rizada 100
- Pollo Asado Con Sabor A Cítricos 103
- Calamares Rellenos Con Romero Y Aceitunas 105
- Keto Tostadas 107
- Sandwich De Champiñones 109

Filete De Trucha Y Salsa 110

Camarones Y Champiñones... 112

Taco Vegetariano 115

Sushi De Pepino... 117

Ensalada De Tomate Cherry De Arúrcula De Aguacate
Con Vinagreta Balsámica... 120

Lasaña De Calabacín Sin Gluten 123

Sartén Keto De Pavo Y Verdura..................................... 126

Solomillo De Cerdo Frito 128

Pierna De Cordero Al Horno.. 130

Hamburguesa De Salmón Y Brócoli............................... 132

Gulasch 133

Ensalada Tocino Lechuga Tomate Aguacate 135

Ensalada César De Pollo Y Tocino.................................. 136

Sándwich De Pimientos 138

Champiñones Y Salmón... 139

Camarones Al Limón Y Al Ajo 141

Eglefino Y Mayonesa 142

Tacos Veganos 144

Tacos De Lechuga 147

Ensalada De Pollo Con Macarrones 149

Ginger Asian Coleslaw 152

Ensalada De Brócoli Y Tocino Con Cebolla Y Crema De Coco

Ingredientes:

- 20 rebanadas de tocino, picadas en trozos pequeños
- 1 taza de crema de coco
- 1 libra de floretes de broccoli
- 4 cebollas rojas pequeñas o 2 grandes, en rodajas
- Sal al gusto

Direcciones:

1. Cocine el tocino primero y luego cocine las cebollas en la grasa del tocino.

2. Blanquea los floretes de brócoli o puedes usarlos crudos o dejarlos más suaves hirviéndolos.
3. Mezcle los trozos de tocino, las cebollas y los floretes de brócoli junto con la crema de coco y la sal al gusto.
4. Sirve a temperatura ambiente.

Beef Teriyaki Con Sésamo Y Col

Ingredientes:

- 1 cucharada de semillas de sésamo 14 g
- 1 cucharadita de aceite de sésamo 5 ml
- 2 cucharadas de aceite de aguacate 30 ml
- 10 champiñones blancos 100 g, en rodajas
- 2 oz de col rizada 56 g
- 2 cucharadas de salsa tamari sin gluten o aminoácidos de coco 30 ml
- 1 cucharada de puré de manzana 15 ml
- 2 dientes de ajo 6 g, picados
- 1 cucharada de jengibre fresco 4 g, picado
- 2 filetes de solomillo de ternera 400 g elija un filete bien
- veteado, en rodajas

- Sal y pimienta al gusto

Direcciones:

1. Batir la salsa tamari, la compota de manzana, el ajo y el jengibre en un bol.
2. Agrega el solomillo en rodajas y deja marinar mientras preparas el resto de los INGREDIENTES:.
3. Tostar las semillas de sésamo en una sartén caliente y seca hasta que estén doradas. Retirar y reservar.
4. Calentar el aceite de aguacate en un wok grande o sartén y añadir los champiñones, cocinando hasta caramelizar.
5. Agregue las rodajas de bistec y la marinada y fría durante 2-3 minutos, agregando la col rizada hacia el final, revolviendo en la mezcla para que se marchite suavemente.
6. Agregue el aceite de sésamo y sal y pimienta al gusto.

7. Sirva sobre arroz de coliflor cocido si lo desea y cubra con semillas de sésamo tostadas.

Crema De Calabaza

Ingredientes:

- 2 cucharadas de aceite de oliva extra virgen
- 250 ml de caldo
- Sal y pimienta al gusto
- ½ cebolla
- 100 g de calabaza
- ½ diente de ajo

Direcciones:

1. Lava la calabaza y córtala en pedazos. Pela la cebolla y el diente de ajo, luego pícalos finamente. Calienta un sartén con el aceite de oliva extra virgen y agrega las verduras. Saltea bien, mientras agregas un poco de caldo durante la cocción. Agrega la sal y pimienta al gusto y revuelve nuevamente.

2. Si la calabaza no se desmorona hasta que se convierta en una crema, puedes pasar todo por la batidora hasta obtener una mezcla aterciopelada.

Ensalada De Pollo

Ingredientes:

- 80 g de pechuga de pollo
- 100 g de repollo verde
- 1 cucharadita de cebollín
- 40 g de apio
- 120 g de aguacate
- 40 g de crema
- 100 g de mayonesa
- ½ limón

Direcciones:

1. Cocina el pollo en un sartén caliente y agrega el cebollín finamente picado.
2. Aparte, limpia el repollo, córtalo y ponlo en una ensaladera.
3. Agrega el apio y el aguacate en rodajes. En un tazón, sin embargo, combina la crema, la mayonesa y el jugo de limón.

4. Revuelve bien la salsa hasta que esté homogénea.
5. En este punto, agrega el pollo bien cocido en la ensaladera y adorna con la salsa.

Pastel De Queso Con Chocolate Crudo Bajo En Carbohidratos

Ingredientes:

Corteza:

- 1/4 taza de aceite de coco virgen 57 gr
- 1/4 cucharadita de sal marina
- 1 taza de nueces 112 gr
- 1 ⅓ tazas de harina de almendras 134 gr

Relleno:

- 1 cucharada de extracto de vainilla sin azúcar 15 ml
- 1/2 taza de cacao en polvo 35 gr
- 3 cucharadas de jugo de limón 45 ml
- 1/2 taza de eritritol en polvo 80 gr

- 3 tazas de castañas de cajú crudas 390 gr, remojados 12 horas o hervidos durante 1 hora
- 3/4 de taza de leche de coco enlatada 180 ml
- 1/4 taza + 3 cucharadas de aceite de coco virgen 100 gr

Aderezo:

- 85 g de barra de chocolate negro 100% chocolate
- 1/3 taza de leche de coco 80 ml

Direcciones:

1. Coloca los INGREDIENTES: de la corteza en un procesador de alimentos y forma una mezcla triturada similar a una galleta.
2. Luego, en el mismo procesador de alimentos no es necesario limpiarlo combina todos los INGREDIENTES: del relleno y mézclalos hasta que estén suaves, aproximadamente de dos a cinco minutos.

3. Por último, vierte todo encima de la corteza y congela durante dos horas.
4. Después de esas dos horas, vierte el ganache por encima y cubre todo con el chocolate restante. Congela durante otra hora antes de servir.
5. Puedes almacenarlo en un recipiente hermético en el congelador hasta por un mes o refrigerarlo hasta por siete días.

Bolas De Proteína De Mantequilla De Cacahuate

Ingredientes:

- 1 cdta. de canela
- 2 cdtas. de Stevia
- 20 cacahuetes crudos, sin sal
- 1 taza de mantequilla de maní cremosa sin sal
- 1½ cucharada de polvo de proteína de vainilla
- ½ cdta. de extracto de vainilla

Direcciones:

1. Poner los cacahuetes crudos en una licuadora y pulsar varias veces hasta que se quiebren. Pásalo a un plato y déjalo a un lado.
2. Mezcla el resto de los INGREDIENTES: en un bol hasta que estén suaves.
3. Enrolla la masa en quince bolas pequeñas.

4. Pasa las bolitas por las migas de cacahuete y ubícalas en una bandeja para hornear forrada con papel de aluminio.
5. Coloca la Direcciones: en el refrigerador y déjala reposar durante al menos 20-30 minutos.
6. Puedes mantenerla en el refrigerador o congelarla en un recipiente sellado hasta por seis semanas.
7. Si bien hacer estas bolas de mantequilla es relativamente sencillo, hay un par de consejos que deberías tener cuenta:
8. 1 Mezcla bien la mantequilla de cacahuete antes de usarla.
9. El frasco de mantequilla de maní a menudo tiene más aceite en la parte superior y más sólidos en la parte inferior, lo que puede hacer que las bolas de proteína sean demasiado líquidas o demasiado secas si no se mezcla la mantequilla de maní.

10. 2 Si la mezcla es demasiado pegajosa, colócala en el congelador durante diez minutos antes de hacer las bolas.

Mordiscos de huevo con tocino de Cheddar

Ingredientes:

- 3 oz de queso cheddar rallado
- Sal y pimienta al gusto
- 1½ onza de nueces de macadamia en aerosol para cocinar
- 6 claras de huevo
- 6 huevos 6 rebanadas de tocino desmenuzado cocido

Direcciones:
1. Precalentar el horno a 350 grados Fahrenheit.
2. Rociar una bandeja de panecillos con spray de cocina y dejarla a un lado.
3. En un tazón, bata los huevos y las claras de huevo hasta que estén bien combinados.

4. Sazone con sal y pimienta al gusto. Añada el tocino desmenuzado a la mezcla de huevos, revolviendo hasta que se combinen.
5. Vierte la mezcla de huevo y tocino en la bandeja de las magdalenas, distribuyéndola uniformemente.
6. Cubre cada panecillo con queso rallado.
7. Hornee en el horno precalentado durante 20-30 minutos hasta que la mezcla esté lista.
8. Disfruta de los bocados de huevo con nueces de macadamia

Pimientos Rellenos Para El Desayuno

Ingredientes:

- Salchicha de chorizo, sliced
- ½ taza de gouda rallado
  1 cucharada de aceite de oliva, sal y pimienta al gusto.
- 1 pimiento amarillo175 g de salchicha
- Italiana125 gramos

Direcciones:

1. Precaliente el horno a 350F.
2. Calienta una cucharadita de aceite de oliva en una sartén. Añada las salchichas italianas y cocine hasta que se doren durante 5 minutos. Sazonar como se desee.
3. Sáquelo de la sartén y póngalo en un recipiente para que se enfríe.

4. Mientras tanto, corta la pimienta por la mitad. Quita las semillas y la membrana.
5. Rellena el pimiento con salchicha y chorizo en rodajas.
6. Espolvorear las mitades de pimienta con queso rallado y rociarlas con el aceite de oliva restante.
7. Transfiera los pimientos a una hoja para hornear forrada con papel de pergamino.
8. Cubra los pimientos con papel de aluminio y cocínelos durante 20 minutos.
9. Destape y cocine durante 15 minutos o hasta que el queso esté burbujeante.
10. ¡Sirve caliente y disfruta!

Gachas De Frutos Secos

Ingredientes:

- 2 cucharadas de estevia
- 4 cucharaditas de aceite de coco
- 2 tazas de agua
- 1 taza de anacardos
- 1 taza de nueces pecanas

Direcciones:

1. Muele los anacardos y los cacahuetes en un procesador.
2. Añade la stevia, el aceite y el agua. Añade la mezcla a una cacerola y cocina durante 5 minutos a fuego alto.
3. Ajusta a fuego lento durante 10 minutos. Servir.

Soufflé De Perejil

Ingredientes:

- 2 cucharadas de crema de coco
- 1 cucharada de perejil
- Sal
- 2 huevos
- 1 chile rojo

Direcciones:

1. Pasa todos los elementos del suflé a un procesador de alimentos.
2. Ponlo en los platos de suflé y hornéalo durante 6 minutos a 390ºF.
3. Servir.

Pastel De Carne De Res

Ingredientes:

- ½ cucharadita de tomillo seco
- 1 cucharada de aceite de oliva
- 1 cebolla amarilla picada
- 1 taza de salsa de tomate cetogénica
- ½ taza de caldo de res
- 2 libras de carne molida
- ¼ de taza de parmesano rallado
- ¼ de taza de cebolla amarilla picada
- 1 huevo batido
- Una pizca de sal y pimienta negra
- 1 cucharada de ajo picado

Direcciones:

1. En un bol, mezcle la carne con el queso, ¼ de taza de cebolla, huevo, tomillo, sal y pimienta y revuelva muy bien.
2. Pon tu olla instantánea en modo salteado, agrega el aceite, caliéntalo y 1 cebolla amarilla, revuelve y cocina por 4 minutos.
3. agregue el caldo y la salsa de tomate, revuelva y cocine por 1 minuto más.
4. forme un pastel de carne redondo con la mezcla de carne, agréguelo a la olla, cubra y cocine a fuego alto durante 15 minutos.
5. Divida el pastel de carne en platos, rocíe la salsa de la olla por todos lados y sirva.
6. ¡disfrutar!

Cerdo Y Verduras

Ingredientes:

- 1 taza de pimientos morrones rojos picados
- 2 dientes de ajo picados
- ½ Taza de parmesano rallado
- 4 tazas de espinacas tiernas
- 1 libra de carne de cerdo molida
- 1 cucharada de aceite de oliva
- ½ Taza de cebolla amarilla picada

Direcciones:

1. Pon tu olla instantánea en modo salteado, agrega el aceite, caliéntalo, agrega la carne de cerdo, revuelve y dora por un par de minutos.
2. Agregue el ajo, la cebolla, las espinacas y los pimientos morrones, revuelva, tape y cocine a fuego alto durante 3 minutos.

3. Dividir esto en tazones, espolvorear queso encima y servir.
4. ¡disfrutar!

Bacalao Con Verduritas

Ingredientes:

- 1 diente de ajo
- 1 ramita de tomillo
- Aceite de oliva
- Sal y pimienta
- 4 porciones de lomo de bacalao fresco o desalado
- 2 zanahorias
- 300 g de judías verdes planas
- 2 patatas grandes

Direcciones:

1. Cortar las zanahorias y las judías. Primero, raspa y lava las zanahorias, y córtalas en bastoncitos muy finos y cortos. Luego,

despunta las judías y, si las tienen, retira las hebras. Lávalas y córtalas del mismo modo que las zanahorias.
2. Preparar las patatas. Pela las patatas, lávalas, y pártelas en rodajas. Coloca tres o cuatro superpuestas, y córtalas en bastoncitos del mismo tamaño que los de las judías y las zanahorias.
3. Añadir el ajo picado. Dispón todas las hortalizas en un cuenco, añade el ajo pelado y muy picado, salpimienta, riégalo todo con una cucharada de aceite, y remueve.
4. Lavar el pescado. Precalienta el horno a 200o. Mientras, lava el pescado y sécalo con papel de cocina, por un lado. Y por otro, corta 4 hojas de papel sulfurado de unos 40 cm de lado una por persona. Dóblalas por la mitad como si hicieras un libro, y vuelve a desdoblar.
5. Montar el papillote. Pincela con aceite la cara interior de los papeles, dejando un margen

limpio alrededor. Dispón en ellos las verduritas cortadas, el bacalao encima, y una ramita de tomillo lavada.

6. Hornear y servir. Sella los cuatro papillotes doblando los extremos varias veces hacia dentro. Hornéalos y sirve en seguida.

Tacos Veganos

Ingredientes:

- 1 taza de cebolla blanca fileteada
- 1/2 taza de epazote picado
- 4 tazas de champiñón fileteado
- 1 cucharada de sal
- 1 cucharada de pimienta
- 8 tortillas de maíz taqueras
- Suficiente de aguacate cortado en gajos
- Suficiente de verdolagas frescas
- Suficiente de queso fresco desmoronado
- Suficiente de rábano cortado en rodajas
- 2 piezas de chile guajillo desvenados, para el adobo

- 2 piezas de chile cascabel desvenados, para el adobo
- 1 taza de agua caliente, para el adobo
- 1/4 de cebolla blanca para el adobo
- 2 dientes de ajo para el adobo
- 1/4 de taza de vinagre blanco para el adobo
- 1 cucharadita de pimienta gorda para el adobo
- 1 cucharadita de comino para el adobo
- 1/2 taza de Puré de Tomate con Chilpotle
- 1 cucharada de aceite de oliva

Direcciones:
1. En un bowl, remoja los chiles con agua caliente hasta que estén suaves; reserva.
2. Licúa los chiles con un poco del líquido en el que se remojaron, la cebolla, el ajo, el vinagre,

la pimienta, el comino y el Puré de Tómate con Chipotle Del Fuerte® hasta obtener un adobo terso.

3. Calienta un sartén a fuego medio con el aceite y cocina la cebolla hasta que esté brillante, agrega el epazote, los champiñones y el adobo, cocina 5 minutos más, sazona a tu gusto con sal y pimienta.
4. Calienta en un comal a fuego medio las tortillas.
5. Sirve los champiñones en adobo sobre las tortillas, decora con aguacate, quintonil, jitomate, queso fresco y rábano.

Sopa Tailandesa Vegana

Ingredientes:

- 1/2 chile tailandés, finamente picado. Si usted no tiene esto, puede usar chile de su elección
- 2 tazas de caldo de verduras o agua 500ml
- Lata de 114 onzas de leche de coco 400ml
- 1 cucharada de coco, caña o azúcar morena
- 10 oz de tofu firme, en cubos 275g
- 1 cucharada de tamari o salsa de soja
- El jugo de media lima
- 1/2 cebolla roja juliana
- 1/2 pimiento rojo juliana
- 3 champiñones en rodajas
- 2 dientes de ajo, finamente picados

- 1/2 pulgada de raíz de jengibre, aproximadamente 1 cm, pelado y finamente picado
- Un puñado de cilantro fresco, picado

Direcciones:

1. Coloque todas las verduras-cebolla, pimiento rojo, champiñones, ajo, jengibre y chile tailandés, caldo, leche de coco y azúcar en una olla grande
2. Hierva y luego cocine a fuego medio durante unos 5 minutos
3. Agregue el tofu y cocine durante 5 minutos más
4. Apague el fuego y luego agregue el tamari, el jugo de lima y el cilantro fresco. Revuelva y sirva
5. Conservar la sopa en un recipiente sellado durante unos 5 días en la nevera o congelador.

Fideos De Calabacín Con Salsa De Aguacate

Ingredientes:

- 4 cucharadas de piñones
- 2 cucharadas de jugo de limón
- 1 aguacate
- 12 tomates cherry en rodajas
- 1 calabacín
- 11.4 taza de albahaca, alrededor de 30 g
- 1/3 taza de agua, alrededor de 85ml

Direcciones:
1. Hacer los fideos de calabacín con un pelador o un espiralizador
2. Licúe todos los INGREDIENTES: excluyendo los tomates cherry en una licuadora hasta que se vuelva suave

3. Mezclar fideos, salsa de aguacate y tomates cherry en un tazón de mezcla
4. Disfruta de los fideos de calabacín con la salsa de aguacate

Ensalada César De Camarones Y Ajo

INGREDIENTES:

Para los camarones:

- 3 cucharadas de ajo en polvo
- 1 cucharada de cebolla en polvo
- Sal y pimienta
- 1 libra de camarones sin cascara
- 2 cucharadas de aceite de olive
- 1 cucharada de jugo de limón

Para la ensalada:

- 1 cabeza de lechuga romana picada
- 1 pepino picado en cubos

Para el aderezo:

- 1 cucharada de jugo de limón fresco
- 2 cucharaditas de ajo en polvo
- 1 cucharadita de mostaza de Dijon
- 1/4 taza de mayonesa Paleo puede comprar esta o hacer esta
- Sal y pimienta

Para decorar:

- 1 cucharada de perejil picado - para decorar
- 1 cucharada de almendras en rodajas - para decorar

Direcciones:

1. Precaliente el horno a 400F.
2. Mezcle los camarones, el aceite de oliva, el jugo de limón, el ajo, la cebolla en polvo, la sal y la pimienta.

3. Coloque los camarones en la bandeja para hornear y ase durante 10 minutos.
4. Para hacer el aderezo para ensaladas, mezcle la mayonesa, la mostaza, el jugo de limón, el ajo en polvo, la sal y la pimienta.
5. Mezcle el aderezo con la lechuga picada, el pepino picado y los camarones asados.
6. Adorne con el perejil picado y las almendras en rodajas.

Chuletas De Cerdo De Manzana Dijon Con Brócoli Asado

Ingredientes:

- 4 cucharadas de puré de manzana 60 ml
- 2 cucharadas de mostaza de Dijon 30 ml
- Sal y pimienta negra recién molida al gusto
- 2 chuletas de cerdo 320 g
- 4 cucharadas de aceite de coco 60 ml

Direcciones:

1. Combine la compota de manzana y la mostaza de Dijon en un tazón pequeño y reserve.
2. Para darle más sabor, sazone las chuletas de cerdo por ambos lados con sal y pimienta negra recién molida antes de cocinarlas.
3. Calentar el aceite de coco a fuego alto en una sartén.

4. Cocine las chuletas de cerdo para que la grasa de los lados se rinda / cocine primero.
5. Usar pinzas para esto lo hace mucho más fácil.
6. Cocine cada lado de las chuletas de cerdo durante unos 3-4 minutos hasta que estén doradas.
7. Para el medio crudo esta es también la temperatura interna mínima recomendada para cocinar carne de cerdo, la temperatura interna de las chuletas de cerdo debe ser de 145 F 63 C.
8. Asegúrese de que las chuletas de cerdo estén cocidas a su gusto corte un trozo y verifique si no está seguro o no tiene un termómetro para carne.
9. Sirve con la salsa Dijon de manzana.

Carpaccio Con Mozzarella

Ingredientes:

- 1 pizca de ralladura de limón
- 20 g de ensalada verde
- 2 cucharadas de piñones
- Sal y pimienta para probar.
- 200 g de filete de res
- 120 g de mozzarella
- 2 cucharadas de aceite de oliva virgen extra
- 2 cucharadas de vinagre balsámico

Direcciones:
1. Golpea el filete de res con un mazo de carne hasta que esté muy delgado.

2. Corta la mozzarella en cubos y extiéndela sobre los filetes.
3. Agrega un poco de ensalada verde y ralladura de limón.
4. Ahora puedes sazonar con vinagres, aceite de oliva extra virgen, sal y pimienta.
5. Finalmente decora el carpaccio con piñones.

¡La cena está servida!

Pechuga De Pavo Al Grill

Ingredientes:

- 1 cucharada de romero
- 1 pizca de ralladura de limón
- ½ cucharadita de stevia liquida
- 500 g de pechuga de pavo deshuesada y sin piel
- ½ taza de aceite de oliva extra virgen
- 2 dientes de ajo machacados

Direcciones:
1. Corta la carne de pavo en rodajas de unos 2 centímetros de grosor.
2. En un tazón, bate el aceite con el ajo machacado, el romero, la ralladura de limón y la stevia.
3. Masajea la carne con esta mezcla.

4. Si tienes algo de tiempo, recomendamos que dejes reposar la carne durante unos 30 minutos antes de cocinarla.
5. Precalienta el grill a fuego medio/alto.
6. Asa la carne durante 4/6 minutos por cada lado. Puedes servir el pavo con vegetales frescos.

Magdalenas De Chocolate!

Ingredientes:

- 2 huevos grandes
- 1 cucharada de mantequilla derretida o aceite de coco
- 2 cucharadas de agua
- 1/2 cucharadita de extracto puro de vainilla
- 1 cucharadita de bicarbonato de sodio
- 1/4 taza de trocitos de chocolate negro sin azúcar para hornear
- 1 taza de mantequilla de almendra
- 2/3 taza de eritritol
- 2 cucharadas de cacao en polvo sin azúcar
- 2 cucharadas de mantequilla de maní en polvo

Direcciones:

1. Precalienta el horno a fuego fuerte. Coloca una bandeja para magdalenas de silicona sobre una bandeja para hornear.
2. En un recipiente grande, mezcla la manteca de almendras, el eritritol, el cacao en polvo, la manteca de maní en polvo, los huevos, la manteca, el agua, el extracto de vainilla y el bicarbonato de sodio.
3. Mezcla hasta que todos los INGREDIENTES: estén bien combinados.
4. Debería ser una masa bastante gruesa. Agrega el chocolate.
5. -Divide la mezcla uniformemente y colócala en la bandeja de silicona.
6. Hornea durante 11 minutos. Retira la bandeja para hornear del horno y colócala en una rejilla de enfriamiento para permitir que los panecillos se enfríen antes de comerlos.

El Mágico Y Maravilloso Pan Nube

Ingredientes:

- 1/4 cucharadita de crema tártara
- 1/4 cucharadita de sal
- 3 huevos a temperatura ambiente
- 3 cucharadas de queso crema, ablandado

Direcciones:

1. Precalienta el horno a 300 grados y forra dos bandejas de hornear con papel de pergamino.
2. Separa cuidadosamente las claras de huevo de las yemas. Coloca las claras en un tazón y las yemas en otro.
3. En el bol de yemas de huevo, añade el queso crema y mezcla con una batidora manual hasta que esté bien mezclado.
4. En el bol de claras de huevo, añade la crema tártara y la sal. Usando un mezclador manual,

mezcla a alta velocidad hasta que se formen picos rígidos.

5. Vierte lentamente y agrega la mezcla de yema a las claras de huevo.
6. Coloca la mezcla en una bandeja para hornear preparada.
7. Hornea durante treinta minutos, o hasta que las tapas estén ligeramente doradas.
8. Deja que se enfríen es probable que se desmoronen algo al salir del horno y disfrútalos.

Pan Keto Sin Huevos

Ingredientes:

- 2 C. Mesa Aceite de coco derretido
- 2 C. Mesa Erythritol
- 1 C. Té Polvo para hornear
- 1/2 C. Té Goma xantana
- 1/4 C. Té Sal rosa
- 1 Taza de agua hirviendo
- 1/2 Taza de polvo de psyllium
- 2/3 Taza de harina de almendra
- 1/3 Taza de harina de coco
- 1/2 Taza de mantequilla derretida
  1/4 taza de queso cheddar rallado

Direcciones:

1. Precalentar el horno a 375F.
2. En un bol, bata el espiro y el agua hirviendo hasta obtener una pasta consistente.
3. Añade la harina de almendras, el coco, el queso rallado, la goma xantana, el polvo de hornear y la sal. Mezclar bien con una batidora eléctrica.
4. Añade la mantequilla y el aceite derretido. Mezclar bien con las manos.
5. Ponga la mezcla en un molde de pan bien engrasado y cocínela durante 40-50 minutos.

Lasaña Keto

Ingredientes:

- 3 calabacín grande
- 1 pimiento verde, cortado en cubitos
- 2 dientes de ajo, picados
- 700ml de marinara sauce
- ½ de una cebolla, cortados en cubitos
- 2 cucharadas de albahaca fresca, picada
- 1 libra de carne molida
- 1 libra de salchicha italiana molida
- 1 taza de mozzarella y 1 taza de parmesano, combinados
- 240g de ricotta
- 1 huevo

Direcciones:

1. Corta el calabacín en largas tiras horizontales. Reserva.
2. Dorar la cebolla, el pimiento y el ajo con un poco de aceite de cocina en una sartén grande.
3. Añadir la carne molida y la salchicha
4. Desmenuzar y cocinar la carne en la sartén.
5. Añada la salsa marinara y revuelva.
6. En un bol pequeño, combinar el queso ricotta, el huevo y la albahaca fresca.
7. En una sartén engrasada de 9x13, comenzar a compilar la lasaña añadiendo salsa al fondo, luego una capa de mezcla de ricotta, queso rallado y luego las tiras de calabacín.
8. Repita y termine con una capa de salsa y queso rallado.
9. Hornee cubierto con papel de aluminio durante 25 minutos a 375F.
10. Cocine por otros 10 minutos, sin cubrir.

11. Servir con más albahaca picada, si se desea.

Bok Choy Samba

Ingredientes:

- 4 cucharadas de crema de coco
- Sal
- Pimienta negra molida
- ½ taza de queso parmesano
- 1 cebolla
- 4 bok choy

Direcciones:

1. Mezcla el bok choy con sal y pimienta negra.
2. Añade aceite a una sartén grande y saltea la cebolla durante 5 minutos.

3. Incorpora el bok choy y la nata. Remueve durante 6 minutos.
4. Añade el queso y tapa la sartén para que se cocine a fuego lento durante 3 minutos. Servir.

Huevos Con Berros

Ingredientes:

- 1/3 de taza de berros
- ½ cucharada de zumo de limón
- Sal
- 6 huevos orgánicos
- 1 aguacate mediano maduro

Direcciones:

1. Pon agua en la olla con el trébede dentro. Extiende los berros en el trébede.
2. Cocina durante 3 minutos a alta presión. Escurre los berros al vapor.
3. Revuelve los berros con el zumo de limón, la sal, el aguacate y las yemas en un bol. Mezclar y triturar.
4. Divide la mezcla de yemas en el centro de todas las claras. Servir.

Pollo Y Sabroso Arroz De Coliflor

Ingredientes:

- Una pizca de sal y pimienta negra
- ¼ De taza de aceite de oliva
- 1 cucharada de ajo en polvo
- 1 cucharada de condimento italiano
- 24 onzas de arroz de coliflor
- 1 cucharadita de cúrcuma en polvo
- 1 taza de caldo de res
- 3 rebanadas de tocino, picadas
- 3 zanahorias picadas
- 3 libras de muslos de pollo, deshuesados y sin piel
- 1 tallo de ruibarbo, picado

- 2 hojas de laurel

- ¼ De taza de vinagre de vino tinto

- 4 dientes de ajo picados

Direcciones:
1. Pon tu olla instantánea en modo salteado, agrega tocino, zanahorias, cebolla, ruibarbo y ajo, revuelve y cocina por 8 minutos.
2. agregue el pollo, revuelva y cocine por 1 minuto más.
3. agregue aceite, vinagre, cúrcuma, condimento italiano , ajo en polvo y hojas de laurel, revuelva, tape y cocine a fuego alto durante 20 minutos.
4. agregue el arroz de coliflor y el caldo, revuelva, cubra y cocine a fuego lento durante 3 minutos más.
5. dividir en tazones y servir.
6. ¡disfrutar!

Pollo Al Curry

Ingredientes:

- 1 cucharada de agua
- 1 cucharada de jengibre rallado
- 2 cucharaditas de cilantro molido
- 1 cucharadita de canela molida
- 1 cucharadita de cúrcuma, molida
- 1 cucharadita de comino, molido
- 1 cucharadita de semillas de hinojo, molidas
- 1 cucharada de jugo de lima
- Sal y pimienta negra
- 3 tomates, picados
- 2 libras de muslos de pollo, sin piel, deshuesados y en cubos

- 2 cucharadas de aceite de oliva
- 1 taza de caldo de pollo
- 14 onzas de leche de coco enlatada
- 2 dientes de ajo picados
- 1 taza de cebolla blanca picada
- 3 chiles rojos picados

Direcciones:

1. En tu robot de cocina, mezcla la cebolla blanca con el ajo, los chiles, el agua, el jengibre, el cilantro, la canela, la cúrcuma, el comino, el hinojo y la pimienta negra, licúa hasta obtener una pasta y transfiere a un bol.
2. Ponga su olla instantánea en modo salteado, agregue el aceite, caliéntelo, agregue la pasta licuada, revuelva y cocine por 30 segundos.
3. agregue el pollo, los tomates y el caldo, revuelva, tape la olla y cocine a fuego alto durante 15 minutos.

4. agregue la leche de coco, revuelva, tape la olla nuevamente y cocine a fuego alto por 7 minutos más.
5. agregue jugo de limón, sal y pimienta, revuelva, divida en tazones y sirva.
6. ¡disfrutar!

Ensalada Cremosa De Pepino

Ingredientes:

- 1 taza de jamón picado en cubos
- 1 taza de mayonesa
- 1 taza de crema ácida
- 1 taza de queso fresco cortado en cubos
- Al gusto de sal
- Al gusto de pimienta
- 1 taza de pepino cortado en cubos
- 1 taza de chayote cocido y cortado en cubos
- 1/2 taza de apio picado finamente
- 1/2 taza de elote amarillo
- 1 taza de col rebanada finamente
- Suficiente de cilantro hojas para decorar

Direcciones:

1. En un recipiente, mezcla el pepino, el chayote, el apio, el elote amarillo, la col y el jamón.
2. Luego añade la mayonesa, la crema y el queso.
3. Sazonar con sal y pimienta, y agrega el cilantro; mezcla hasta incorporar por completo.
4. Decora con hojas de cilantro. ¡Disfruta!

Tamales De Champiñones

Ingredientes:

- 2 cucharadas de aceite vegetal
- 2 tazas de champiñón fileteado
- 2 cucharadas de aceite vegetal
- Al gusto de sal
- 1/2 kilo de harina para tamales
- 1/4 de kilo de manteca
- 1 cucharadita de polvo para hornear
- 1 cucharadita de sal 4 chiles guajillos
- 3 chiles anchos
- 1 diente de ajo
- 1/4 de cebolla
- 1 taza de agua de cocción de los chiles

- Al gusto de sal
- Suficiente de caldo de verduras
- Suficiente de queso asadero cortado en tiras
- Suficiente de hoja de plátano asadas
- Suficiente de cilantro

Direcciones:

1. Para la salsa: en una olla con agua hirviendo, cuece los chiles guajillo y ancho con el ajo y la cebolla por 3 minutos. Luego muélelos con un poco de sal y una taza de agua de la cocción de los chiles. Fríe la salsa por 3 minutos y reserva.
2. Cuece los champiñones a fuego medio con un poco de aceite por 3 minutos y reserva.
3. Para los tamales: bate la manteca hasta esponjar; agrega la harina para tamal, el polvo para hornear y la sal. Agrega caldo de

verduras hasta obtener la textura deseada aproximadamente 3 tazas.

4. Arma los tamales colocando la hoja de plátano como base, agrega masa de tamal, salsa, una tira de queso y champiñones; cierra el tamal y cuécelos en vaporera por 40 minutos aproximadamente.
5. Sirve y decora con cilantro. Disfruta.

Arroz Frito De Coliflor Vegana

Ingredientes:

- 1/2 cabeza de coliflor media
- 1/4 cabeza de brócoli rallado
- 1 cucharada y 1 cucharadita de salsa de soja
- 1 a 2 cucharaditas de sámbnio de sambal o salsa de chile asiático
- 1/2 a 1 cucharadita de aceite de sésamo tostado
- Media cucharadita de aceite
- 1/4 de dientes de ajo finamente picado
- 1 cucharada de jengibre picado
- 1 taza de guisantes y zanahorias
- 1/2 taza de pimiento picado

- 1/2 cucharadita de sal
- Pimienta negra y cebolletas para decorar

Direcciones:
1. A fuego medio, cocine la cebolla y el ajo en aceite o una cucharada de caldo hasta que se vuelvan dorados.
2. Agregue el jengibre, el pimiento, las zanahorias y los guisantes, y la sal.
3. Mezclar, cubrir y cocinar durante unos 3 a 4 minutos
4. Agregue la coliflor rallada, las salsas, la sal, el brócoli y la pimienta
5. Cubra y cocine durante 5 minutos, dejando que cocine al vapor durante otros 2 minutos
6. Añade sabor al gusto.
7. Sirva caliente o con un poco de salteado o tofu al horno. Agregue un poco de salsa de chile asiático o un poco de salsa de soja para decorar.

Ensalada De Repollo Saboyado Con Setas De Ostra Rey

Ingredientes:

- 2 cucharadas de salsa de soja
- 1 cucharada de jarabe de arce
- 1/2 cucharadita de romero fresco y finamente picado
- 1/2 cucharadita de tomillo fresco y orégano fresco
- 250 g de setas de ostra rey
- 1/2 taza de caldo de verduras o agua
- 1 cucharada de vinagre de sidra de manzana

Para el aderezo:

- 2 dientes de ajo

- 1 manojo de hierbas frescas-albahaca, eneldo o perejil

- 1/4 cucharada de levadura nutricional

- 1 cucharada de tahini

- 1 taza de anacardos, preferiblemente empapados

- 1 jugo de limón

- 1 cucharada de miso blanco

Direcciones:

1. Corta los hongos en trozos más pequeños. Agregue los champiñones y el caldo a una sartén para cocinar durante unos 10 a 15 minutos a fuego medio
2. Mezclar el vinagre, la salsa de soja, el jarabe de arce y las hierbas a los champiñones después de mezclarlos. Cocine durante más

de 5 minutos a fuego alto hasta que vea que la salsa se espesa

3. Cortar el repollo y añadir a un tazón grande
4. Para el aderezo, agregue los INGREDIENTES: a la licuadora y procese hasta que se vuelvan cremosos. Agregue unas cucharadas de agua si es necesario.
5. Agregue el aderezo al repollo picado y mezcle
6. Sirva la ensalada con las piezas de champiñones calientes.

Mini Frittata De Espárragos Y Tocino Keto

Ingredientes:

- 8 huevos, batidos
- 1/2 taza 120 ml de leche de coco de lata
- Sal y pimienta para probar
- 1 taza picado espárragos aprox. 7 - 8 lanzas
- 4 rebanadas de tocino, cortado en cubitos
- 2 cucharadas de cebolla picada

Direcciones:

1. Precaliente el horno a 350 F 175 C.
2. Cocina el tocino cortado en cubitos en una sartén.
3. Mezcle todas las verduras picadas, el tocino cocido, los huevos batidos y la leche de coco en un tazón grande.

4. Vierta la masa en moldes para muffins para 12 mini quiches.
5. Hornee durante 25-30 minutos hasta que la mitad de los muffins ya no esté líquida.

Sopa De Fideos Con Pollo Paleo

Ingredientes:

- 1 pechuga de pollo, picada en trozos
- pequeños aproximadamente 240 go 0.5 lb
- 2 cucharadas de aceite de aguacate
- 1 tallo de apio picado aproximadamente 57 g
- 1 cebolla verde, picada aproximadamente 10 g
- 1/4 taza de cilantro, finamente picado aproximadamente 15 g
- 1 calabacín, pelado aproximadamente 106 g
- Sal al gusto.
- 3 tazas de caldo de pollo aproximadamente 720ml

Direcciones:

1. Corta la pechuga de pollo en dados.
2. Agregue el aceite de aguacate en una cacerola y saltee el pollo cortado en cubitos hasta que esté cocido.
3. Agregue el caldo de pollo a la misma cacerola y cocine a fuego lento.
4. Pica el apio y añádelo a la cacerola.
5. Pica las cebollas verdes y agrégalas a la cacerola.
6. Pica el cilantro y déjalo a un lado por el momento.
7. Cree fideos de calabacín: utilicé un pelador de papas para crear hebras largas, pero otras opciones incluyen usar un espiralizador o un procesador de alimentos con el accesorio para triturar.
8. Agrega fideos de calabacín y cilantro a la olla.

9. Cocine a fuego lento durante unos minutos más, agregue sal al gusto y sirva inmediatamente.

Pinchos De Ternera Con Menta

Ingredientes:

- ½ cucharadita de comino
- 1 cucharada de aceite de oliva extra virgen
- 1 cucharadita de menta seca
- 1 cucharadita de sal
- ½ cucharadita de pimienta negra
- ¼ de cucharadita de pimienta de cayena
- 500 g de carne molida
- 3 huevos grandes
- 3 cucharadas de harina de almendras

- 2 dientes de ajo machacado

- 1 cucharada de semillas de cilantro

Direcciones:

1. Si vas a usar brochetas de madera, sumérgelas en agua durante 15/20 minutos para evitar que se enciendan.
2. Calienta un sartén antiadherente a fuego medio/alto. En un tazón grande agrega la carne molida, los huevos, la harina de almendras, el ajo, las semillas de cilantro y comino, el aceite, la menta, la sal y la pimienta. Mezcla bien con las manos y forma bolas de un tamaño promedio de 2 cm de diámetro.
3. Coloca las bolas en las brochetas y ponlas en el sartén.
4. Déjalas dorarse por 3 o 4 minutos por cada lado, gíralas suavemente para completar la cocción.
5. ¡Disfruta de tu comida!

Albóndigas De Ternera

Ingredientes:

- ½ cucharada de comino
- 1 cebolla mediana picada finamente
- 2 huevos
- 1 cucharada de sal
- ½ cucharadita de pimienta negra recién molida
- 500 g de ternera magra
- ¼ taza de leche de almendra
- 3 cucharadas de aceite de oliva extra virgen
- 1 cucharada de cilantro fresco

Direcciones:

1. Coloca dos rebanadas de pan en un tazón.

2. Agrega ¼ de taza de agua y deja que se ablande durante 5 minutos.
3. Por separado en otro tazón, combina la carne molida con la leche, una cucharada de aceite, cilantro, comino, cebolla, huevos, sal y pimienta.
4. Agrega el pan empapado bien exprimido y forma bolitas después de mezclar los INGREDIENTES:.
5. Aplana suavemente cada bola con la palma de la mano y colócala en una superficie ligeramente enharinada.
6. Calienta el aceite residual en un sartén.
7. Una vez caliente, agrega las albóndigas al sartén y cocina durante 3 o 4 minutos por cada lado.
8. Retíralas del fuego y antes de servirlas absorba el exceso de aceite de las albóndigas con papel de cocina absorbente.
9. Puedes servir albóndigas con verduras frescas.

Receta Fácil De Sopa De Tomate

Ingredientes:

- 1 cucharadita de salsa pesto opcional
- 1/2 cucharadita de orégano seco
- 1 cucharadita de albahaca seca
- 10 tomates sin piel, sin semillas y picados
- Media cucharadita de eritritol opcional
- 3 tazas de agua
- 1/3 taza de crema espesa
- 2 cucharadas de aceite de oliva o mantequilla
- 1/4 taza de cebolla picada
- 2 dientes de ajo
- 1/2 cucharadita de sal
- 1/8 cucharadita de pimienta negra

- 2/3 taza de queso feta desmenuzado

Direcciones:

1. Calienta el aceite de oliva a fuego medio en una olla grande.
2. Agrega la cebolla y cocina por dos minutos, revolviendo con frecuencia.
3. Añade el ajo y cocina por un minuto.
4. Agrega los tomates, la sal, la pimienta, el pesto opcional, el orégano, la albahaca, la pasta de tomate y el agua.
5. Deja hervir y reduce a fuego lento. Agrega el eritritol opcional.
6. Luego, cocinas a fuego medio durante veinte minutos, hasta que los tomates estén tiernos.
7. Tras eso, agregar el queso feta y cocinar durante un minuto.
8. Si hace falta, puedes añadir sal. Recuerda que este plato se sirve siempre caliente.

Camarones Alfredo

Ingredientes:

- ¼ taza de col rizada
- 1 cucharada de mantequilla, salada
- 1 cucharada de ajo en polvo
- 1 cucharadita de albahaca
- 1 cucharadita de sal
- 1 libra de camarones, limpios y pelados
- 120g de queso crema, cubed
- ½ taza de parmesano, grated
- ½ taza entera milk
- 5 tomates secos enteros, en rodajas
- 1 paquete de fideos de calabacín para servir

Direcciones:

1. Derretir la mantequilla en una sartén y añadir los camarones.
2. Cocina los camarones hasta que estén rosados.
3. Añade el queso crema y la leche. Revuelva hasta que se derrita y esté cremoso.
4. Añade el ajo en polvo, la albahaca, la sal y el parmesano. Revuelva hasta que se derritan.
5. Añadir los tomates y la col rizada
6. Servir sobre fideos de calabacín

Gachas De Plátano

Ingredientes:

- 2 cucharadas de mantequilla de coco
- ½ cucharadita de canela en polvo
- 2 cucharaditas de jarabe de arce
- ½ taza de nueces
- 1 plátano
- ¾ de taza de agua caliente

Direcciones:
1. Tritura todos los elementos con la batidora y pásalos a un cazo.
2. Calienta a fuego medio, 5 minutos, luego transfiere y sirve.

Espaguetis De Camarones Y Calabacín

Ingredientes:

- Sal y pimienta negra al gusto
- 4 dientes de ajo picados
- 1 libra de camarones, crudos, pelados y desvenados
- Jugo de ½ limón
- ½ Cucharadita de pimentón dulce
- 12 onzas de calabacín, cortado con un espiralizador
- 2 cucharadas de caldo de verduras
- 2 cucharadas de ghee
- 2 cucharadas de aceite de oliva
- Un puñado de albahaca picada

Direcciones:

1. Ponga su olla instantánea en modo salteado, agregue manteca y aceite de oliva, caliéntelos, agregue ajo, revuelva y cocine por 1 minuto.
2. agregue los camarones, el caldo y el jugo de limón y cocine por 1 minuto más.
3. agregue la pasta de calabacín, sal, pimienta y pimentón, revuelva, tape la olla y cocine a fuego alto durante 3 minutos más.
4. dividir esto en tazones, espolvorear albahaca encima y servir.
5. ¡disfrutar!

Sopa De Pescado Y Zanahoria

Ingredientes:

- Sal y pimienta negra al gusto
- 2 cucharadas de jengibre picado
- 1 taza de agua
- 1 libra de fletán, sin piel, sin hueso y cortado en trozos medianos
- 1 cebolla amarilla picada
- 12 tazas de caldo de pollo
- 1 libra de zanahorias, en rodajas
- 1 cucharada de aceite de coco

Direcciones:
1. Pon tu olla instantánea en modo salteado, agrega aceite, caliéntalo, agrega la cebolla, revuelve y cocina por 4 minutos.

2. agregue agua, caldo, jengibre y zanahorias, revuelva, cubra y cocine a fuego alto durante 8 minutos.
3. Mezcle la sopa con una licuadora de inmersión, agregue los trozos de fletán, sal y pimienta, revuelva un poco, tape la olla y cocine a fuego alto durante 6 minutos.
4. sirva en tazones y sirva caliente.
5. ¡disfrutar!

Avena Con Puré

Ingredientes:

- 2 piezas de clavo para el puré
- 2 tazas de avena
- 1/4 de taza de nuez para la avena
- 1/4 de taza de pasa para la avena
- 1/4 de taza de cacahuate para la avena
- 1 taza de yogurt para acompañar
- 5 manzanas para el puré
- Suficiente de agua para el puré
- 1 taza de azúcar para el puré
- 2 cucharadas de jugo de limón para el puré
- 1 raja de canela para el puré
- Suficiente de miel para decorar

Direcciones:

1. Para el puré, con ayuda de un pelador retira la cáscara de las manzanas y córtalas en cubos medianos.
2. En una ollita a fuego medio hierve agua, agrega las manzanas, el azúcar, el jugo de limón, la canela y el clavo, cocina hasta que la manzana esté suficientemente blandita.
3. Retira la canela y el clavo; cuela y machaca la manzana sobre un bowl hasta que tenga consistencia de puré. Reserva.
4. Para la avena, en un sartén a fuego bajo, tuesta la avena junto con la nuez, las pasas y los cacahuates por 6 minutos. Reserva.
5. Sobre un vaso coloca un poco de yogurt, agrega puré de manzana y granola, repite hasta llenar el vaso y terminar con avena.
6. Decora con un poco de miel y ¡disfruta!

Picadillo Vegetariano

Ingredientes:

- 1 taza de jitomate picado
- 1 cucharadita de comino en polvo
- 1/2 taza de puré de tomate
- Al gusto de sal
- Al gusto de pimienta
- Suficiente de tostadas
- Suficiente de queso para decorar
- Suficiente de crema para decorar
- 3 cucharadas de aceite vegetal
- 1 taza de cebolla picada finamente
- 1 cucharada de ajo picado finamente
- 1 taza de zanahoria

- 1 taza de papa
- 1 taza de chícharo
- 2 tazas de lenteja cocidas
- 1 taza de agua

Direcciones:

1. Calienta un sartén a fuego medio y agrega el aceite vegetal; fríe la cebolla y el ajo, agrega la zanahoria, la papa y el chícharo. Sazona y agrega agua, cocina 10 minutos y espera a que se consuma.
2. Agrega las lentejas y el jitomate, sazona con comino, sal y pimienta; cocina 3 minutos y retira del fuego.
3. Arma las tostadas con el picadillo, crema y queso. Disfruta.

Keto Bombas De Grasa

Ingredientes:

- 1/4 de taza de aceite de coco, más 2 cucharadas
- 1/2 cucharaditas de sal kosher
- 1/2 taza de chips de chocolate negro keto-friendly
- 8 onzas de queso crema, suavizado a temperatura ambiente
- 1/2 taza de mantequilla de maní keto-friendly

Direcciones:

1. Alinee una pequeña bandeja para hornear con papel pergamino. En un tazón mediano, combine el queso crema, la mantequilla de maní, la taza y media de aceite de coco y la sal.

2. Usando un mezclador de mano, batir la mezcla hasta que todo esté integrado en él. Coloque el tazón en el congelador durante unos 10 a 15 minutos
3. Mientras tanto, haz llovizna de chocolate. Haga esto mezclando chips de chocolate y el aceite de coco restante en un tazón seguro para microondas y en el microondas en intervalos de 30 segundos hasta que estén bien derretidos. Rocíe sobre las bolas de mantequilla de maní y vuelva a colocarlas en el refrigerador para endurecerlas durante unos 5 minutos
4. Cubrir en el refrigerador para almacenar

Batido De Proteína De Keto De Chocolate

Ingredientes:

- 1 cucharada de semillas de chía y más para servir
- 2 cucharadas de semillas de cáñamo y más para servir
- 1/2 cucharada de extracto puro de vainilla
- Una pizca de sal kosher
- 3/4 de taza de leche de almendras
- 1/2 c de hielo
- 2 cucharadas de mantequilla de almendras
- 2 cucharadas de cacao en polvo sin endulzar
- 2 a 3 cucharadas de sustituto del azúcar keto-friendly al gusto

Direcciones:

1. Mezcla todos los INGREDIENTES: en la licuadora y mezcla hasta que quede suave.
2. Vierta en un vaso y decore con más semillas de chía y cáñamo

Queso A La Parrilla De Calabacín

Ingredientes:

- Sal kosher
- Pimienta negra recién molida
- Aceite vegetal
- 2 tazas de cheddar rallado
- 2 tazas de calabacín rallado
- 1 huevo grande
- 1/2 taza de parmesano recién rallado
- 2 cebollas verdes, cortadas en rodajas finas
- 1/4 de almidón de maíz

Direcciones:
1. Exprime el exceso de humedad del calabacín con una toalla de cocina limpia.

2. En un tazón mediano, mezcle el calabacín con el huevo, el parmesano, las cebollas verdes y la maicena. Sazonar con sal y pimienta
3. En una sartén grande, vierta suficiente aceite vegetal para colocar en capas la parte inferior de la sartén.
4. Vierta alrededor de 1/4 de taza de la mezcla de calabacín en un lado de la sartén y dé forma a un cuadrado más pequeño. Repite esto para formar otra empanada en el otro lado
5. Cocine hasta que se vuelva ligeramente dorado en ambos lados durante unos 4 minutos por lado.
6. Apague el fuego para drenar sobre las toallas de papel y repita con la mezcla de calabacín restante
7. Limpie la sartén
8. Coloque dos empanadas de calabacín en la misma sartén a fuego medio. Cubra ambos en

queso rallado, luego coloque dos empanadas de calabacín más en la parte superior para formar dos sándwiches.
9. Cocine hasta que el queso se haya derretido durante unos 2 minutos por lado
10. Repita con los INGREDIENTES: restantes y sirva inmediatamente

Beef Teriyaki Con Sésamo Y Col Rizada

Ingredientes:

- 1 cucharada de semillas de sésamo 14 g
- 1 cucharadita de aceite de sésamo 5 ml
- 2 cucharadas de aceite de aguacate 30 ml
- 10 champiñones blancos 100 g, en rodajas
- 2 oz de col rizada 56 g
- 2 cucharadas de salsa tamari sin gluten o aminoácidos de coco 30 ml
- 1 cucharada de puré de manzana 15 ml
- 2 dientes de ajo 6 g, picados
- 1 cucharada de jengibre fresco 4 g, picado
- 2 filetes de solomillo de ternera 400 g elija un filete bien veteado, en rodajas

- Sal y pimienta al gusto

Direcciones:

1. Batir la salsa tamari, la compota de manzana, el ajo y el jengibre en un bol.
2. Agrega el solomillo en rodajas y deja marinar mientras preparas el resto de los INGREDIENTES:.
3. Tostar las semillas de sésamo en una sartén caliente y seca hasta que estén doradas. Retirar y reservar.
4. Calentar el aceite de aguacate en un wok grande o sartén y añadir los champiñones, cocinando hasta caramelizar.
5. Agregue las rodajas de bistec y la marinada y fría durante 2-3 minutos, agregando la col rizada hacia el final, revolviendo en la mezcla para que se marchite suavemente.
6. Agregue el aceite de sésamo y sal y pimienta al gusto.

7. Sirva sobre arroz de coliflor cocido si lo desea y cubra con semillas de sésamo tostadas.

Pollo Asado Con Sabor A Cítricos

Ingredientes:

- 1 cucharada de stevia liquida
- 1 cucharadita de romero seco
- ½ cucharadita de sal
- 1 pollo entero de 1.5 kg
- 2 cucharadas de ralladura de limón
- ¼ de taza de aceite de oliva extra virgen

Direcciones:
1. En un tazón, bate el jugo de limón con el aceite, la ralladura de limón, la stevia y el romero.
2. Afloja la piel del pollo de la carne y frota esta mezcla debajo de la piel.

3. Coloca el pollo en una bolsa de plástico y póngalo en la nevera durante unos 30 minutos.
4. Precalienta el horno a 180º y forra un sartén mediano con papel para hornear. Una vez que el pollo esté fuera del refrigerador masajea la mezcla restante en el tazón y cocina bien el pollo en el horno durante 1 hora y 30 minutos.

Calamares Rellenos Con Romero Y Aceitunas

Ingredientes:

- 30 g de harina de almendras
- 2 dientes de ajo machacados
- 1 cucharadita de romero seco
- ½ cucharadita de tomillo seco
- 1 cucharadita de stevia granulada
- 400 g de calamares limpios con tentáculos
- 40 g de pasta de tomate
- 140 g de aceitunas sin hueso cortadas en rodajas
- 8 tomates cherry
- 30 g de queso parmesano rallad
- 3 cucharadas de aceite de oliva extra virgen

Direcciones:

1. Engrasa un sartén antiadherente con aceite de oliva extra virgen y caliéntalo a fuego medio/ alto.
2. Agrega el puré de tomate, tomates cherry, ajo, romero, tomillo y stevia. Cocina por 2 o 3 minutos, revolviendo con frecuencia.
3. Retira la salsa del fuego y ponla en un tazón.
4. Agrega aceitunas, parmesano y harina de almendras.
5. Sazonar con sal y vierte la mezcla obtenida en los calamares.
6. Asegura cada calamar con uno o más palillos de dientes y cocínalos en un sartén con lo que quede de la salsa previamente cocinada en un sartén.
7. Reduce el fuego a medio y cocina por 15 minutos, girando cuidadosamente solo una vez.

Keto Tostadas

Ingredientes:

- 1/3 taza de lechuga rallada
- 2 cucharadas de aceitunas en rodajas
- 2 cucharadas de crema agria
- 2 cucharadas de pimiento picado
- 2/3 taza + 2 cucharadas de queso cheddar rallado
- 200g de muslos de pollo sin piel, cocidos y chopped
- ½ taza de guacamole

Direcciones:
1. Precalentar el horno a 400 grados Fahrenheit y forrar una hoja de hornear con papel pergamino.

2. Vierta 1/3 de taza de queso en dos montones en una hoja, distribuidos en forma circular.
3. Hornee en el horno precalentado de 5 a 7 minutos hasta que se derrita y quede crujiente.
4. Deje que el queso se enfríe lo suficiente como para manejarlo y retírelo de la hoja. Deje que se siente y se endurezca durante unos minutos más.
5. Esparcir una taza de ¼ de Guacamole sobre cada tostada, espolvorear con lechuga rallada y cubrir con muslos de pollo cocido.
6. Cúbrelo con el resto de los INGREDIENTES:.
7. ¡Disfrute!

Sandwich De Champiñones

Ingredientes:

- ½ libra de carne de pavo cocida
- Aceite de oliva
- 2 champiñones portobello
- 2 hojas de lechuga
- 2 rodajas de aguacate

Direcciones:

1. Cocina la carne de pavo, durante 4 minutos, transfiere y escurre el exceso de aceite.
2. Calienta la sartén con el aceite de oliva, añade los sombreros de los champiñones, cocínalos durante 2 minutos por cada lado.
3. Saca y coloca una tapa de champiñones en un plato, añade el pavo, las rodajas de aguacate y las hojas de lechuga, y sirve.

Filete De Trucha Y Salsa

Ingredientes:

- 3 cucharadas de cebolletas picadas
- 6 cucharadas de ghee
- 2 cucharadas de aceite de oliva
- 2 cucharaditas de jugo de limón
- 4 filetes de trucha, deshuesados
- Sal y pimienta negra al gusto
- 3 cucharaditas de ralladura de limón rallada

Direcciones:

1. Coloque su olla instantánea en modo salteado, agregue aceite y ghee, caliéntelos y pescado, ralladura de limón, jugo de limón, sal y pimienta, revuelva, cubra y cocine a fuego lento durante 4 minutos.

2. Divida el pescado y la salsa de ghee en platos, espolvoree cebolletas encima y sirva.
3. ¡disfrutar!

Camarones Y Champiñones

Ingredientes:

- 2 cucharadas de aceite de oliva
- 2 cucharaditas de condimento italiano
- 1 cucharadita de hojuelas de pimiento rojo, triturado
- ¼ De taza de ghee
- 1 taza de queso parmesano rallado
- 2 dientes de ajo picados
- 1 taza de crema de coco
- 2 tazas de agua
- 8 onzas de champiñones, picados
- 1 libra de camarones, pelados y desvenados
- 1 cebolla amarilla picada

- 1 manojo de espárragos, cortado en trozos medianos
- Sal y pimienta negra al gusto
- 1 calabaza espagueti, cortada en mitades

Direcciones:

1. Ponga el agua en su olla instantánea, agregue la canasta de vapor, agregue las mitades de espagueti, cubra, cocine a fuego alto durante 10 minutos, saque el interior y transfiéralo a un tazón.
2. Agregue los espárragos a la vaporera, tape la olla nuevamente, cocine a fuego alto por 3 minutos, enfríe en un recipiente lleno de agua helada, escurra y deje a un lado.
3. Limpia tu olla instantánea, ponla en modo salteado, agrega aceite y manteca, caliéntala, agrega los champiñones y la cebolla, revuelve y cocina por 3-4 minutos.

4. Agregue hojuelas de pimienta, condimento italiano , sal, pimienta, calabaza y espárragos, revuelva y cocine por unos minutos más.
5. Agregue la crema de coco, el parmesano, el ajo y los camarones, tape la olla y cocine a fuego alto durante 4 minutos.
6. Repartir todo entre platos y servir.
7. ¡disfrutar!

Taco Vegetariano

Ingredientes:

- 1 taza de elotito
- 1 cucharadita de epazote seco
- 1 frasco de Salsa de Xoconostle
- Al gusto de sal
- Suficiente de tortilla
- 1 taza de queso panela cortado en cubos
- Suficiente de cilantro
- 2 cucharadas de mantequilla
- 1 cucharada de ajo picado finamente
- 1/2 taza de cebolla
- 2 tazas de champiñón
- 2 tazas de calabaza picada en cubos chicos

- Suficiente de sal

Direcciones:

1. En un sartén a fuego medio, calienta la mantequilla, sofríe la cebolla y el ajo, agrega los
2. champiñones, la calabaza, los elotitos y el epazote, y cocina por 5 minutos, hasta que estén dorados; agrega la Salsa de Xoconostle y cocina 2 minutos más.
3. Para armar los tacos: en una tortilla, sirve los vegetales, decora con queso y cilantro. Disfruta.

Sushi De Pepino

Ingredientes:

- 1/4 de taza de masago para salsa de chipotle
- 2 cucharadas de Chile chipotle molido para salsa de chipotle
- 1/4 de taza de mayonesa para salsa de chipotle
- 1 cucharada de jugo de limón para salsa de chipotle
- 2 pepinos
- 1 taza de arroz cocido, para rellenar
- Suficiente de salmón cortado en tiras largas, para rellenar
- Suficiente de ajonjolí negro para rellenar

- 1 taza de surimi finamente picado, para salsa tampico
- 1/4 de taza de mayonesa para salsa tampico
- 1/8 de taza de vinagre de arroz para salsa tampico
- 1/8 de taza de jugo de limón para salsa tampico
- 3 cucharadas de salsa ponzu para salsa tampico
- 1/4 de cebolla morada para salsa tampico
- 1/2 taza de queso crema para salsa tampico
- 1 chile serrano para salsa tampico
- 1 pizca de sal para salsa tampico
- 1 pizca de pimienta para salsa tampico

Direcciones:

1. En un bowl, mezcla el surimi, la mayonesa, el vinagre de arroz, el jugo de limón, la salsa ponzu, la cebolla morada, el queso crema y el chile serrano; sazonar con sal y la pimienta. Reserva en refrigeración.
2. En un bowl mezcla el masago, el chipotle molido, la mayonesa y el jugo de limón hasta conseguir una mezcla homogénea. Reserva.
3. Sobre una tabla, corta el pepino en dos mitades con ayuda de un cuchillo, ahueca el centro y rellena con la Direcciones: de tampico, el arroz, el salmón, corta en rodajas de 2 mm de grosor y reserva.
4. Sirve con la salsa de chipotle y el ajonjolí, y acompáñalo con la salsa de soya. Disfruta.

Ensalada De Tomate Cherry De Arúrcula De Aguacate Con Vinagreta Balsámica

Ingredientes:

- 1/4 taza de cebolla roja, cortada en cubos
- 6 hojas grandes de albahaca, cortadas en rodajas finas
- 2 cucharadas de vinagre balsámico
- 1 cucharada de aceite de oliva
- 1 cucharada de jarabe de arce
- 1 cucharada de jugo de limón
- 1 diente de ajo picado
- 1/2 cucharadita de condimentos italianos
- 1/4 cucharadita de sal marina rosa
- 1/2 cucharadita de pimienta

- 1 pinta de tomates amarillos de cereza o uva, cortados en rodajas por la mitad
- 1 pinta de cereza roja o tomates de uva, cortados a la mitad
- 5 onzas de rúcula bebé, picada
- 2 aguacates grandes y firmes, semiblandos y semimaduros, cortados en trozos

Direcciones:
1. Coloque la rúcula picada, las hojas de albahaca, los trozos de aguacate, la cebolla roja cortada en cubos y los tomates cortados a la mitad en un tazón grande
2. En otro tazón pequeño, mezcle el vinagre, el aceite de oliva, el jarabe de arce, el jugo de limón, el ajo, la sal, la pimienta y los condimentos italianos hasta que estén bien mezclados.
3. Verter los dressigns sobre la ensalada de tomate

4. Mezcle suavemente lasala d hasta que el apósito esté parejo.
5. Añadir albahaca fresca para decorar.

Lasaña De Calabacín Sin Gluten

Ingredientes:

- 1/2 taza de albahaca fresca, finamente picada
- 2 cucharaditas de orégano seco
- 1 jugo de limón mediano
- 1 cucharada de aceite de oliva virgen extra
- 1 cucharadita de sal marina y una pizca de pimienta negra
- 1/2 taza de agua
- 3 tazas de nueces de macadamia crudas o almendras blanqueadas empapadas o un bloque de 16 onzas de tofu extra firme, escurrido y prensado seco durante 10 minutos
- 2 cucharadas de levadura nutricional
- 1/4 taza de queso parmesano vegano

- Un tarro de 28 onzas de salsa marinara favorita
- 3 calabaza súbditos medianas, cortadas en rodajas finas con una mandolina

Direcciones:
1. Precalentar el horno a 375 grados
2. Agregue las nueces de macadamia a un procesador de alimentos o licuadora y mezcle. Raspa por los lados mientras haces esto
3. Agregue los INGREDIENTES: restantes: levadura nutricional, albahaca fresca, orégano, jugo de limón, aceite de oliva, sal, pimienta, agua y queso parmesano vegano
4. Pruebe y ajuste los condimentos según sea necesario. Agregue más sal y pimienta al gusto, y levadura nutricional para obtener el sabor cursi. Añadir jugo de limón al color
5. Vierta aproximadamente 1 taza de salsa marinara en un plato para hornear y alinee con calabacín en rodajas finas

6. Recoge cucharadas pequeñas de mezcla de ricotta y esparce sobre el calabacín, haciendo una capa delgada. Esparce una capa de salsa marinara y luego cubra con más rodajas de calabacín. Haz esto hasta que se afueda al calabacín.
7. Espolvorea sobre el queso parmesano vegano, y luego cubre con papel de aluminio
8. Hornee cubierto durante unos 45 minutos. Retire el papel de aluminio y hornee durante 15 minutos adicionales hasta que esté nado.
9. Dejar enfriar durante unos 10 a 15 minutos
10. Sirva con queso parmesano vegano adicional y albahaca fresca.

Sartén Keto De Pavo Y Verdura

Ingredientes:

- 4 rebanadas de tocino 112 g, cortadas en cubitos
- 1/2 cebolla mediana 55 g, cortada en cubitos
- 3 tallos de espárragos 45 g picados
- 1 taza de espinaca 30 g picada
- 4 cucharaditas de tomillo fresco 4 g, picado
- Sal y pimienta al gusto
- 3 cucharadas de aceite de coco 90 ml, para cocinar con
- 0.75 lb de pechugas de pavo 335 g, cortadas en cubitos o
- pavo molido

Direcciones:

1. En una sartén grande, derrita el aceite de coco a fuego medioalto.
2. Agregue el pavo y el tocino a la sartén y saltee hasta que estén ligeramente dorados alrededor de 5 a 7 minutos.
3. Agrega la cebolla, los espárragos, las espinacas y el tomillo fresco a la sartén.
4. Saltee durante 10 minutos más hasta que el pavo y el tocino estén bien cocidos y las verduras estén blandas.
5. Condimente con sal y pimienta al gusto.

Solomillo De Cerdo Frito

Ingredientes:

- 1 libra de lomo de cerdo
- sal y pimienta para probar
- 1 cucharada de aceite de coco

Direcciones:

1. Corte el lomo de cerdo de 1 libra por la mitad para crear 2 mitades iguales más cortas.
2. Coloca 1 cucharada de aceite de coco en una sartén a fuego medio.
3. Después de que el aceite de coco se derrita, coloca los 2 trozos de lomo de cerdo en la sartén.
4. Deja que el cerdo se cocine de lado. Una vez que ese lado esté cocido, voltee con unas pinzas para cocinar los otros lados.
5. Siga girando y cocinando hasta que la carne de cerdo se vea cocida por todos lados.

6. Cocine todos los lados de la carne de cerdo hasta que el termómetro para carne muestre una temperatura interna de poco menos de 145F 63C.
7. El cerdo seguirá cocinándose un poco después de sacarlo de la sartén.
8. Deje reposar el cerdo durante unos minutos y luego córtelo en rodajas de 1 pulgada de grosor con un cuchillo afilado.

Pierna De Cordero Al Horno

Ingredientes:

- Jugo de ½ limón
- ½ vaso de vino blanco
- Aceite de oliva extra virgen al gusto
- Sal al gusto
- 3 cucharadas de romero
- 1 cucharada de pimienta negra en granos
- 1 pierna de cordero

Direcciones:

1. Corta las hojas de romero con un cuchillo y muélelas con los granos de pimienta en un mortero.
2. Has incisiones en la pierna de cordero e inserta la pimienta molida y las hierbas.

3. Si es necesario, también puedes insertar las ramitas de romero para darle sabor y al mismo tiempo perforar aún más la carne.
4. Agrega sal y pimienta, engrasa la carne con el aceite de oliva extra virgen y deja reposar durante un día en el refrigerador si tienes menos tiempo, puedes dejarlo durante una hora.
5. Hornea la pierna en el horno durante 30 minutos 50 minutos si el muslo está entero.
6. A la mitad de cocción, abre el horno con cuidado y espolvorea la pierna con jugo de limón, vino y una pizca de aceite.

Hamburguesa De Salmón Y Brócoli

Ingredientes:

- Eneldo
- Sal al gusto
- 1 huevo
- 1 filete de salmón
- Brócoli

Direcciones:
1. Hierve el brócoli hasta que se ablande, escurre y machaca con un tenedor.
2. Corta el salmón en trozos muy pequeños. Licúa el salmón junto con el brócoli, agregando la clara de huevo el eneldo y la sal.
3. Con la masa obtenida, has bolas y luego aplasta para hacer una hamburguesa.
4. Cocínalos en un sartén caliente y gíralos varias veces.

Gulasch

Ingredientes:

- 3 cucharadas de vinagre de vino
- 400 ml de caldo
- 1 pizca de mejorana
- 1 pizca de comino
- 1 pizca de jengibre
- 3 cucharadas de crema agria
- 300 g de pechuga de pavo
- 2 cebollas
- 3 dientes de ajo
- 2 cucharadas de aceite de oliva extra virgen
- 1/2 cucharada de concentrado de tomate sin azucares agregados

- ½ cucharadita de paprika en polvo
- Sal y pimienta al gusto

Direcciones:

1. Calienta bien un sartén con el aceite de oliva extra virgen. Corta la pechuga de pavo en trozos, colócala dentro del sartén caliente y deja que se dore. Corta el ajo y la cebolla y agregalos a la sartén. Luego agrega la pasta de tomate y agrega una piscad de paprika. Licúa bien con el vinagre y el caldo.
2. Agrega la mejorana, el comino y el jengibre a la cocción, luego cocina a fuego lento el gulasch durante unos 25 minutos. Al final de la cocción, agrega la crema y sazona con sal y pimienta a tu gusto.
3. ¿Pon la mesa y a disfrutar!

Ensalada Tocino Lechuga Tomate Aguacate

Ingredientes:

- ¼ taza de tomates, chopped
- ¼ taza de queso cheddar rallado
- 2 cucharadas de aderezo ranchero
- 3 tazas de ensalada romana
- 4 rebanadas de tocino, cocidas y picadas ¡los trozos de tocino también sirven!
- ½ aguacate mediano, diced

Direcciones:
1. En un bol grande, dividir la mezcla de ensalada romana, tomates, queso rallado, aguacate y tocino.
2. Llovizna la ensalada del rancho y disfruta!

Ensalada César De Pollo Y Tocino

Ingredientes:

- ½ taza de mayonesa
- 1 cucharada de Dijon mustard
- ½ limón, cáscara y jugo
- 2 cucharadas de filetes de anchoa finamente picadossal y pimienta
- 2/3 libras de pechugas de pollo, rebanadas
- 1 cucharada de aceite de oliva Sal y pimienta al gusto
- 170g bacon
- ½ libra de lechuga romana
- 1/8 de taza de parmesano recién rallado Salsa

Direcciones:

1. Combina los INGREDIENTES: del aderezo con un batidor.
2. Reserva en el refrigerador.
3. Precaliente el horno a 400 ° F. Coloque las pechugas de pollo en una bandeja engrasada.
4. Sazona el pollo con sal y pimienta y vierte aceite de oliva o mantequilla derretida. Hornee el pollo durante unos 20 minutos o hasta que esté bien cocido.
5. Fríe el tocino hasta que esté crujiente. Rallar la lechuga y colocarla como base en dos platos.
6. Coloca el pollo en rodajas y el tocino crujiente y desmenuzado.
7. Termina con una cucharada de vinagreta y un buen rallador de parmesano.

Sándwich De Pimientos

Ingredientes:

- 15 onzas de filete de pavo
- Aceite de oliva
- 2 tazas de pimientos morrones
- ½ cucharada de aceite de aguacate
- 3 huevos

Direcciones:
1. Calienta el aceite a fuego medio-alto, añade los pimientos, remueve y cocina durante 5 minutos
2. Calienta otra sartén a fuego medio, añade la carne de pavo, remueve, cocina durante 3-4 minutos, transfiere.
3. Mezcla los huevos, ponlos en la sartén con los pimientos, cocina durante 7-8 minutos. Servir.

Champiñones Y Salmón

Ingredientes:

- 3 huevos
- 4 oz. de salmón ahumado
- Aceite de oliva
- 3 tapas de champiñones portobello
- 10 onzas de carne de pavo

Direcciones:

1. Calienta una sartén a fuego medio-alto, añade el pavo, cocínalo durante 4 minutos, transfiérelo.
2. Calienta la sartén con el aceite de oliva a fuego medio, coloca los aros de huevo en la sartén, rompe un huevo en cada uno, cocina durante 6 minutos, y transfiere.

3. Calienta la sartén de nuevo, añade los champiñones, cocínalos durante 5 minutos y retíralos.
4. Cubre cada tapa de champiñón con rodajas de pavo, salmón y huevos.
5. Servir.

Camarones Al Limón Y Al Ajo

Ingredientes:

- 2 cucharadas de jugo de limón
- 2 cucharadas de ajo picado
- 1 cucharada de ralladura de limón
- Sal y pimienta negra al gusto
- 2 cucharadas de aceite de oliva
- 1 cucharada de ghee
- 1 libra de camarones, pelados y desvenados

Direcciones:

1. Coloque su olla instantánea en modo salteado, agregue aceite y ghee, caliéntelos, agregue ajo, camarones, jugo de limón, ralladura de limón, sal y pimienta, revuelva, cubra y cocine a fuego alto durante 3 minutos.
2. Repartir todo entre platos y servir. ¡disfrutar!

Eglefino Y Mayonesa

Ingredientes:

- 1 cucharadita de eneldo picado
- Un chorrito de aceite de oliva
- ¼ De cucharadita de condimento de laurel viejo
- 1 libra de eglefino
- 2 cucharadas de mayonesa
- 3 cucharaditas de caldo de verduras
- 2 cucharadas de jugo de limón
- Sal y pimienta negra al gusto

Direcciones:
1. En su olla instantánea, mezcle el eglefino con caldo, jugo de limón, mayonesa, sal, pimienta, eneldo, aceite y condimento de laurel viejo,

mezcle un poco, cubra y cocine a fuego alto durante 7 minutos.
2. Repartir todo entre platos y servir.
3. ¡disfrutar!

Tacos Veganos

Ingredientes:

- 2 dientes de ajo para el relleno
- 1 cucharada de aceite vegetal para el relleno
- 1/2 pieza de cebolla
- 3 tazas de zanahoria rallada para el relleno
- 12 piezas de tortillas de maíz calientes
- Suficiente de aceite vegetal para freír
- Al gusto de pico de gallo
- Al gusto de aguacate en gajos
- 1/2 taza de almendra ligeramente tostada para crema vegana
- 1/2 taza de nuez de la india remojada, para crema vegana

- 1 cucharada de sal para crema vegana
- 1/4 de taza de agua para crema vegana
- 1/4 de taza de jugo de limón para crema vegana
- 2 piezas de jitomate para relleno
- 1 pieza de chile ancho limpio, desvenado e hidratado, para el relleno

Direcciones:

1. Para la crema vegana, licúa la almendra con la nuez de la india, la sal, el agua, el jugo de limón y el aceite de coco hasta obtener una mezcla muy tersa. Reserva.
2. Para el relleno, licúa el jitomate con el chile ancho hidratado y el ajo hasta obtener un caldillo, reserva. Calienta un sartén a fuego medio con el aceite, acitrona la cebolla y añade la zanahoria y el caldillo que licuaste con anterioridad y cocina alrededor de 10

minutos o hasta que la zanahoria esté suave. Retira y enfría.

3. Sobre una tabla rellena tus tortillas de maíz con la Direcciones: anterior, forma tus tacos y asegura con un palillo si es necesario.
4. Calienta una sartén a fuego medio con el aceite, fríe los tacos hasta que estén crujientes, retira de la fritura y coloca en papel absorbente.
5. Sirve 3 tacos en cada plato y cobre una cama de lechuga, agrega el pico de gallo, la crema de nuez de la india y el aguacate. Disfruta.

Tacos De Lechuga

Ingredientes:

- 4 piezas de chile serrano finamente picado
- 1 cucharada de cilantro finamente picado
- 1 cucharadita de orégano
- 2 cucharaditas de aceite de oliva
- 2 cucharadas de vinagre blanco
- 4 piezas de limón cortado por la mitad
- 12 hojas de lechuga
- Al gusto de aguacate para decorar
- Al gusto de rábano en rodajas para decorar
- Al gusto de cebolla cambray en medios aros, para decorar
- 700 gramos de filete de res sin grasa

- 1/2 pieza de cebolla
- 1 cabeza de ajo
- Suficiente de agua
- Al gusto de sal
- 3 piezas de jitomate en cubitos
- 1/2 pieza de cebolla fileteada

Direcciones:

1. En una olla con agua, cuece el filete de res con la cebolla, la cabeza de ajo y sal por 1 hora. Deja enfriar, deshebra y reserva.
2. En un bowl mezcla carne con el jitomate la cebolla, el chile serrano, el cilantro, el orégano, el aceite de oliva, el vinagre blanco, el jugo de los limones, sazonar con sal y pimienta.
3. Coloca un poco de salpicón en una hoja de lechuga, agrega láminas de aguacate, rábanos y decora con aros de cebolla cambray. isfruta.

Ensalada De Pollo Con Macarrones

Ingredientes:

- Un puñado de maní
- Una pizca de orégano
- Aceite de oliva
- Sal
- Pimienta
- ½ limón opcional.
- 150 gramos de pasta corta. Macarrones van bien.
- 1 pechuga de pollo
- Algunas hojas de lechuga
- Hojas de rúcula
- ½ Cebolla

- ¼ de pimiento rojo

Direcciones:

1. Cocina la pasta en una olla con agua y una pizca de sal. Cuando esté al dente retira del fuego y enfría inmediatamente con agua helada.
2. Haz la pechuga de pollo a la plancha. Déjala reposar una vez lista y desméchala o pícala en trozos con un cuchillo.
3. Corta con las manos las hojas de lechuga y rúcula. Calcula las porciones de cada una según tu gusto.
4. Pica la cebolla y el pimiento en cubos pequeños.
5. Ahora simplemente mezcla todos los INGREDIENTES: en un bowl donde quepan cómodamente.
6. Agrega sal, pimienta, un toque de orégano y aceite de oliva.

7. Si te gusta el toque ácido, puedes ponerle un chorro de jugo de limón.

Ginger Asian Coleslaw

Ingredientes:

- 1 cucharada de jarabe de arce
- 1 cucharadita de aceite de sésamo
- 1 cucharada de vinagre de sidra de manzana
- 2 cucharadas de tamari
- 1 cucharada de vinagre de vino de arroz
- 2 cucharadas de mantequilla de almendras
- 1 1/2 pulgadas de jengibre, rallado
- 1 diente de ajo picado
- 1/2 cucharadita de pimienta de cayena
- Ralladura y jugo de una lima mediana
- Sal marina y pimienta al gusto

- 6 tazas de repollo en rodajas finas de color verde o Napa
- 6 tazas de repollo rojo en rodajas finas
- 2 tazas de zanahorias ralladas
- 1 taza de cilantro, picado aproximadamente
- 3/4 de taza de cebollas verdes, en rodajas
- 1 cucharada de aceite de oliva

Direcciones:

1. Coloque todos los INGREDIENTES: del aderezo en una pequeña taza de licuadora
2. Ponga el repollo en rodajas, las zanahorias, las cebollas verdes y el cilantro en un tazón grande.
3. Vierta el apósito sobre la mezcla de repollo y revuelve para mezclar bien
4. Coloque la ensalada de col en la nevera durante aproximadamente una hora para

permitir que el sabor se integre bien en ella

Servir frío

www.ingramcontent.com/pod-product-compliance
Lightning Source LLC
Chambersburg PA
CBHW050235120526
44590CB00016B/2104